全漢三國六朝唐宋方書輯稿

顧問　余瀛鰲

必效方

唐・孟詵　撰

范行準　輯佚

梁　峻　整理

中醫古籍出版社
Publishing House of Ancient Chinese Medical Books

圖書在版編目 (CIP) 數據

必效方/(唐) 孟詵撰；范行準輯佚；梁峻整理 .—北京：中醫古籍出版社，2019.2

(全漢三國六朝唐宋方書輯稿)

ISBN 978-7-5152-1473-3

Ⅰ. 必…　Ⅱ. ①孟…②范…③梁…　Ⅲ.①方書-中國-唐代　Ⅳ. ①R289.342

中國版本圖書館 CIP 數據核字 (2017) 第 090890 號

全漢三國六朝唐宋方書輯稿
必效方　唐·孟詵 撰
范行準 輯佚　梁峻 整理

策劃編輯　鄭　蓉
責任編輯　黃　鑫
封面設計　韓博玥
封面插圖　趙石濤
出版發行　中醫古籍出版社
社　　址　北京東直門内南小街 16 號 (100700)
印　　刷　北京博圖彩色印刷有限公司
開　　本　850mm×1168mm　32 開
印　　張　5.25
字　　數　33 千字
版　　次　2019 年 2 月第 1 版　2019 年 2 月第 1 次印刷
印　　數　0001~3000 册
書　　號　ISBN 978-7-5152-1473-3
定　　價　21.00圓

序

在國家古籍整理出版專項經費資助下，《范行準輯佚中醫古文獻叢書》十一種合訂本于二〇〇七年順利出版。由於經費受限，范老的輯稿没有全部整理付梓。學界專家看到這十一種書的輯稿影印本後，評價甚高，建議繼續籌措經費出版輯稿。有人建議合訂本太厚，不利于讀者選擇性地購讀，故予改版分册出版（其中包括新整理本）。

中國醫藥學博大精深，存留醫籍幾近中華典籍的三分之一。究其原因，昔秦始皇焚書，『所不去者，醫藥卜筮種樹之書』。漢興，經李柱國和向歆父子等整理，《漢書·藝文志》收載方技（醫藥）類圖書，分醫經、經方、房中、神仙四類，二〇五卷，歷經改朝换代、戰事動蕩，醫籍忽聚忽散，遭受所謂『五厄』『十厄』之命運。然而，由於引經據典是古人慣常的行文方法，所以『必托之于神農黄帝而後能入説』。前代或同代醫籍被他人引用、注明出處便構成傳承的第一個環節。唐代醫學、文獻學大家王燾就是這個環節的楷模。正是由於這個引用環節的存在，爲輯佚奠定了基礎，即一旦被引用的醫籍散佚，還可以從引用醫籍中予以輯録，這是傳承的第二個環節。范行準先生集平生精力，輯佚出全漢三國六朝唐宋方書七十一種。其中毛筆小楷輯稿五十八種一二二册，鋼筆輯稿十三種十三册。除其中有人已輯佚出版或輯稿内容太少外，本套書收載的是從未面世的輯佚稿計二十多種，十分珍貴。爲方便今人理解，特邀專家爲每種書作解題，同時也適度包含考證考異内容，前後呼應，以體現這套叢書的相對整體性。

輯稿作爲珍貴的資源，一是因爲它靠人力從大量存世文獻中精審輯出包括今人不易看到的内容。以《删繁方》爲例，該書有若干内容引自《華佗録袟》，不僅通過輯稿可以看清《删繁方》原貌，而且據此還可以看到《華佗録袟》的部分内容。這不僅對當今學術的古代溯源循證具有重要價值，對未來學術傳承也具有重大意義。二是雖然輯稿不一定能恢復原書全貌，或辨清原書作者、成書年代等項仍存在大量需要考證考異的問題，但正是這些不完善之處，却給後世學者提出了有學術研究價值的問題，如《華佗録袟》冠名華佗，而華佗因不與曹操合作遇害，留存文獻本就不多，即使存世的華佗《中藏經》，時至今日仍有爭議，那么，《華佗録袟》的眞正作者是誰？輯稿提供的線索對進一步考明其眞相也有意義。

范老輯稿大多依據唐代文獻學家王燾《外台秘要》中著録的引用文獻出處輯出，但又不是全部，部分學術内涵還有《醫心方》《華佗録袟》等古文獻著録的線索。以此爲例，王燾原創的方法正是胡適先生所謂『歷史觀察方法』的學術源頭實例，也是文藝復興以來科學研究强調觀察和實驗兩個車輪之一。所謂觀察，不是針對一時一地的少量事物，而是大樣本長時段的歷史性觀察。天文學的成果就是通過這種方法取得的。中醫學至今還在使用這種方法。所謂聚類，本來是數理統計學中多元分析的一個分支，但用在文獻聚類中也是行之有效的方法。因爲中醫的藏象學説本身就是取類比象，其辨證也多采用類辨、象辨等方法，再説《周易·系辭》早就告誡人們『方以類聚』，聚類思想當然也是中醫藥學優秀文化傳統。梁峻教授申請承擔國家軟科學研究計劃『中醫歷史觀察方法的聚類研究』（2009GXQ6B150），圍繞文獻的引用、被引用以及圖書散佚、輯佚等基本問題，運用聚類原理，應用計算機技術，從理論到實踐，闡述了中醫學術傳承中的文獻傳承范式，揭示了歷史觀察方法的應用價值。

輯稿既然在文獻傳承中具有關鍵作用，二〇一五年，經中醫古籍出版社積極響應，以《全漢三國六朝唐宋方書輯稿》爲題，又申請到國家古籍整理出版專項經費。以此爲契機，項目組成員重振旗鼓，經共同努力，將二十種散佚古籍之輯稿，重新整理編撰爲二十冊，并轉換成繁體字版，以便於台港澳地區以及日本等國學者參閲。值此輯稿即將付梓之際，本人聊抒感懷以爲序！

中國中醫科學院中國醫史文獻研究所原所長、
榮譽首席研究員、全國名中醫

余瀛鰲

戊戌年初秋于北京

原序

追求健康長壽是人類共同的夙願。秦皇漢武雖曾尋求過長生不死之藥，然而，死亡却公平地對待他們和每一個人。古往今來，人類爲延緩死亡、提高生存質量付出過巨大努力，亦留下許多珍貴醫籍。其承載的知識，乃是人們長期觀察積累、分析判斷、思辨應對的智慧結晶，并非故紙一堆，有可利用的一面。

醫籍損毁的人爲因素少。始皇不焚醫書，西漢侍醫李柱國和向歆父子對醫籍都進行過整理，但由於戰亂等各種客觀原因，醫籍和其他典籍一樣忽聚忽散，故有『五厄』『十厄』等説。宋以前醫籍散佚十分嚴重。就輯佚而言，章學誠認爲，自南宋王應麟開始，好古之士踵其成法，清代大盛。然輯佚必須辨僞，即甄别軼文僞誤、訂正編次錯位、校注貼切，否則，愈輯愈亂。

已故著名醫史文獻學大家范行準先生，生前曾在《中華文史論叢》第六輯發表《兩漢三國南北朝隋唐醫方簡録》一文。該文首列書名，次列書志著録，再次列撰人，最後列據輯諸書，將其所輯醫籍給出目録，使讀者一目了然。由於種種原因，范行凖先生這批輯稿未能問世。近年，范行凖先生之女范佛嬰大夫多次與筆者商討此批輯稿問世問題，筆者也曾和洪曉、瑞賢兩位同事拜讀輯稿并委托洪曉先生撰寫整理方案，雖想過一些辦法，均未果。去年，經鄭蓉博士選題、劉從明社長批凖上報申請出版補貼，國家古籍整理出版規劃領導小組成員余瀛鰲先生斡旋得以補貼。于是，由余先生擔任顧問，筆者與洪曉、曉峰兩位同事分工核實資料、撰寫解題，劉社長和鄭博士負責整理編排影印輯稿，大家共同努力，終于使第一批輯稿得以問世。

本次影印之輯稿，精選晉唐方書十一種二十冊，上自東晉《范東陽方》，下迄唐代《近效方》，多屬未刊印之輯複者。各書前寫有解題，説明考證相關問題、介紹内容梗概、提示輯稿價值等。其中，《刪繁方》《經心録》《古今録驗方》《延年秘録》之解題由梁峻撰寫，《范東陽方》《集驗方》之解題由李洪曉撰寫，《纂要方》《必效方》《廣濟方》《産寶》《近效方》之解題由胡曉峰撰寫。爲保持輯稿原貌，卷次闕如、内容散漫者，仍依其舊。所收《删繁方》一書，雖作者謝士泰生平里籍考證不詳，但其内容多引自佚書《華佗録袟》，該書存有中醫理論在古代的不同記載，如皮、肉、筋、骨、脈、髓之辨證論治方法等。現代著名中醫學家王玉川先生曾提示筆者要重視此書的研究，筆者亦曾研讀，并指導幾位研究生從不同角度開展工作，多有收穫。

范行準先生之輯稿，均很珍貴，具有重要的文獻與研究價值。此次影印出版，定名爲《范行準輯佚中醫古文獻叢書》，其他輯佚图書將陸續影印出版。筆者相信，輯稿影印本問世，對深入研究晉唐方書必將産生重要作用。欣喜之際，謹寫此文爲序。

梁 峻

二〇〇六年夏於北京

《必效方》解題

（胡曉峰）

《必效方》爲唐代孟詵撰。孟氏爲汝州梁縣（今河南臨汝）人，早年舉進士，睿宗在藩時，召充侍讀。長安間授同州刺史，故人稱孟同州。少好方術，通曉醫藥，尤精食療與養生。嘗至侍郎劉禕之家，見御賜之金，曰：『此藥金也。若燒火其上，當有五色氣。』禕之試之，果然。武則天因此貶詵爲台州司馬。晚年致仕歸伊陽之山隱居，但以藥餌爲事。撰有《補養方》三卷、《必效方》十卷，均佚。其《補養方》經張鼎增補，改名爲《食療本草》三卷，現存抄本殘卷及近人輯佚本。關於《必效方》的卷數，歷代史志記述不一，有三卷和十卷之不同。《中醫大辭典》《中醫人物詞典》《中醫人名辭典》『孟詵』條下記載均爲『《必效方》三卷』。《舊唐書·經籍志》載：『孟氏必效方十卷孟銑撰』；《新唐書·藝文志》載：『必效方十卷』；《通志·藝文略》作十卷，似應十卷本爲是。此外，《宋史·藝文志》載有

『僧文宥必效方三卷』，當爲另一同名著作。

范行準輯《必效方》六卷，係從《外台秘要》《經史證類大觀本草》輯出，有校勘注文，條文下標明佚文出處，收載方劑約二九〇首。卷一爲天行、諸黄、瘧、咳嗽、上氣，收方劑三十二首；卷二爲霍亂、嘔噦、胃反、噎、魚骨哽、骨蒸、水腫、諸痢、下血，收方劑四十五首；卷三爲癖、諸風、腰痛、脚氣、腋臭、五痔、諸淋、大小便、蠱毒，收方劑五十七首；卷四爲鬬鬼魅，陰瘡、金瘡、傷折、漆瘡、甲疽、滅瘢、恶瘡、反花瘡、癬、婦人，收方劑五十一首；卷五爲心痛、腹脹、氣癭、諸瘻，收方劑一十五首；卷六爲蛔蟲、狐刺、丁瘡、蟲傷、獸傷，收方劑二十九首；卷六之後還將未標明卷數的《必效方》方藥佚文彙集在一起，稱之爲『必效方未分卷』，主要有消渴、眼、耳、鼻、牙、口舌、發背、卒死、䵴皯、髮、禿瘡、小兒等内容，收方劑六十首。

目録

必效方卷一

天行

療天行一二日者方

麻黄一大兩 去節

右一味以水四升煮去沫取二升去滓則著米一匙及致爲稀粥取強一升先作生熟湯浴淋頭百餘椀然後服前粥則厚覆取汗於夜最佳〇案圖經引此方同見柯刊經史備急大觀本草卷八葉十八下麻黄條

療天行病經七日以上熱勢彌固大便澁祕心腹痞滿食飲不下精神昏亂恍惚狂言浪語脉沉細衆狀之中一無可

救宜決計服此鱉甲湯方

鱉甲二兩炙　細辛二兩　桂心二兩　白朮二兩　生薑四兩　吳茱萸二兩

白鮮皮二兩　附子一兩炮　枳實二兩炙　茵陳二兩　大黃三兩切

右十一味切以水八升煮取二升六合去滓分三服之

別相去如人行五里進一服忌生葱生菜莧菜豬肉桃

李雀肉等

療天行十日以上腹微滿譫語或汗出而不惡寒體重短

氣腹滿而喘不大便繞臍痛大便乍難乍易或見鬼者大

承氣湯方

大黃四兩　厚朴半斤炙　陳枳實五枚炙　芒消三合

右四味切先以水一斗煮二味取五升去滓内大黄復煮取二升去滓内芒消煎令三兩沸適寒溫分再服得下者止不下更服之外臺秘要方卷三葉十六至十七右三方原出第三卷中

療天行哽吐不下食方

取臘月兔頭并皮毛燒令煙盡擘破作黑灰擣羅之以飲汁服方寸匕則下食不差更服燒之勿令大耗○案圖經作火耗無所忌比用頻効○案圖經作頻用皆効無外臺卷三葉二十三上大觀本草卷十七葉二十一下兔條圖經

療天行病後因食酒麪肺中熱擁遂成欬不止方

桑白皮十二分　桔梗十分　肥乾棗二十一枚擘　麻黄六分去節　曹州

葶藶子十[redacted]分熬令紫色 分為膏湯成下

右五味切先以水四升煮桑白皮等四味可取一升半

去滓下葶藶子膏更煎三五沸去滓分溫五服空心食

後服或利勿怪忌猪肉油膩生冷果子等物 外臺卷三 葉二十九

上右方 无卷數

療天行勞復鼠矢湯方

雄鼠屎五枚 兩頭尖者 豉一升 梔子二十枚 擘 枳實三枚 中破 炙令黃

右四味以水五升煮取二升四合分四服相去十里久

若覺大便澀加大黃二兩 外臺卷三 葉四十四

諸黃

療一切黄疸得其久遠使得黄服此極効茵蔯湯及丸方〇案茵蔯原作陳據延年本改下同

茵蔯四兩 大黄三兩 黄芩三兩 梔子三兩擘

右四味切以水五升煮取三升分為三服空肚服之不然下篩〇案下原作攜據延年本改蜜和為丸飲服二十丸稍稍加至二十五丸日二三〇案原脱日二三三字據延年本補量病與之重者作湯勝服丸日一服忌羊肉酒麪熱物等以差為限小便黄色及身黄者並主之

療諸黄眼已黄亦差茯苓散方

丁香一分 赤小豆一分 茯苓一分 一方加秫米一分

右三味擣末温水食前頓服使盡則當利并吐黃水不

差更服 外臺卷四葉十七上下

療急黃疸内黃等 ○案原作等黃據幽寧本改 大黃湯方

大黃 麤切三兩 ○案原作三兩切據幽寧本改補 芒消二兩

右二味以水二升生漬大黃一宿平旦絞汁一升半内

芒消攪服須臾當快利差 外臺卷四葉十八至十九

黃疸身眼皆如金色但諸黃皆主之方

取東引桃根細切如筋若釵股以下者一握取時勿

令見風及婦人并雞犬等見之以水一大升煎取弱

一小升 ○案弱原作搦據幽寧本改又案小葛氏云證類引傷寒類要搦字无 適寒温

空腹頓服々後三五日其黄離々如薄雲散唯眼最後差百日方平後身黄散後可時々飲一盞清酒則眼中易散不則散遲忌食麵猪魚等肉此方是徐之才家秘方其姪珍恵説密用 外臺卷四葉二十五

療癖黄眼睛黄汗染衣涕唾黄方

好黄蒸二大升

右一味毎夜以水二大升浸微煖令熱○案微煖原作煅煖據醫心方本改勿令沸銅器中平旦絞取汁半升飲之餘汁須臾則飲冬日微煖服夏冷飲毎夜則浸依前服之亦得每飽小便中浸白帛片○案醫心方本无白字取色退爲驗兩方並極効

忌麪羊肉豬魚

療癰黃汗染衣涕唾黃者方

取蔓菁子擣細羅（案羅原作末據山脇本改）平旦以井花水和

一大匙服之日再漸加至兩匙以知為度每夜小便

裏浸少許帛各書記日色漸退白則差不過服五升

以來必差李潤州傳極效（外臺卷四葉二十六至二十七）

女勞之黃氣短聲沈者宜服此方

取婦女月經布和血衣（案山脇本无布字）燒作灰以酒空腹

服方寸匕日再服不過三日必差（外臺卷四葉三十上）

依前梔子等五味湯服之取利利後病勢不歇經六七日

又合秦艽牛乳二味湯服之方

秦艽六兩 牛乳二升

右藥切秦艽以牛乳煮之可三分減一去滓帶煖頓服令盡極驗西域法也外臺卷四葉三十五上右方原出許仁則云以効同案右方之前尚有二方所謂依前梔子等五味湯者謂此方之前梔子等五味湯方也惟前二方無以効同之語故但錄是方

一 瘧

療瘧雞子常山丸方

取雞子一枚斷者○案原脫者字據與書本補開頭出黃及白令盡置小鐺子中又取常山細末量滿前空殼又傾鐺子中又量白蜜還令滿殼復傾鐺子中三味同攪微

火盛之旬停手微吟可丸則停丸如梧子如病人午時發巳時服三十丸欲至發時又服三十丸用飲汁下欲吐任吐亦不前訖服更不發者不須服服後禁膩脂油麵生菜瓜果七日此方勅賜喬將軍服之立効

療瘧不差虎骨常山丸方

虎頭骨炙 常山 甘草炙 鼈甲炙 烏梅熬 萎蕤 白薇 朴硝 茯苓 石膏研 知母 麥門冬去心 豆豉熬 地骨白皮

右十四味各等分合擣蜜和丸如梧子大未發前日晚

空肚服二十丸至發日平旦服四十丸如人行十里食
白粥一椀欲發時亦服三十丸三日内慎生冷萬無一
錯不吐自甚親右史處得云奇効忌海藻菘菜大酢生
葱生菜莧菜

療瘧常山酒丸方

常山切一兩　獨頭蒜一顆去根並横切　糯米一百粒　烏豆一百粒
清酒一升

右五味病未發前一日以酒浸藥於椀中以白紙一張
覆之椀上横一刀欲發時三分飲一分如未吐更服一
分得吐則差忌生菜生葱外臺卷五葉七至八上

咳嗽

療欬方

棗一百二十顆去核　豉一百粒　桃人一百二十顆去皮尖兩人者熬令色黃

右三味合擣為丸如棗大含之無不差

又方

雞子白皮十四枚熬令黃　麻黄三兩去節

右二味擣成散每服方寸匕日二食後飲下之無所忌

又方

麻黄三兩去節　紫菀二兩　貝母三兩去心

右三味擣篩蜜和丸如杏核綿裹含稍稍嚥汁盡更作

日四五度

又方

杏人一百二十枚去皮尖熬 致一百枚熬令乾 乾枣四十枚去核

右三味合擣如泥丸如杏核含嚥令盡日七八度盡更作 外臺卷九葉十七至十八

療欬嗽積年不差者胸膈乾痛不利方

紫菀一大兩 杏人四十九枚去皮尖熬 酥一大合 蜜一大合

右四味紫菀及杏人各別擣先煮酥蜜攪令和内紫菀杏人研破塊煎十餘沸藥成出瓷器中每日空腹服一彈丸細細含嚥之忌酒麵及豬肉等凌空道士得此方

傳效不復可言

又方

莨菪二分以水淘去浮者水煮令牙出焙乾炒令黃黑色 酥一雞子許 大棗七枚

右三味鐺中煎令酥盡取棗去皮食之日二

又方

生薑五兩 餳半大升

右二味取薑刮去皮如算子切之置餳中微火煎薑使

熟食使盡則差段侍郎用之極效

又方

款冬花

右一味和蜜火燒含取煙嚥之三數度則差

又方

取莨菪子三指撮吞嚥之日五六度光祿李丞自服之極効神外臺卷九葉二十三至二十四

療上氣唾膿血方

灸兩乳下黑白際各一百壯良外臺卷九葉三十六

上氣

療上氣方

半夏洗 茯苓各四兩 橘皮 白朮各三兩 生薑五兩 檳榔十顆

右六味切以水一斗漬一宿煮取二升七合分三服更

加甘草三兩人參二兩前胡三兩紫蘇一兩忌羊肉餳桃李雀肉

醋物（外臺卷十葉二十上）

療上氣欬嗽腹滿体腫方

取楸葉三升

右一味煮三十沸去滓煎堪作丸如小棗子以竹筒內

下部立愈（外臺卷十葉二十六）

療痔病（○案原脫痔字據醫心方補）喘息氣急喉中如水雞聲者無問（年月）

遠近方

皂莢肥（一挺）好酥（一兩用大秤一兩）（○案原脫用大秤三字據醫心方補）

右二味於火上炙去火高一尺許以酥細細塗之數翻

覆令得所酥盡止以刀輕刮去黑皮然後破之去子皮
筋脉擣篩蜜和為丸每日食後服一丸次漸至三日一服
乾取一行微利次不利明旦〇案明旦原作時據幽寧本改補細細量
加以微利為度日止一服忌如藥法外臺卷十葉二十九
主上氣腹脹心胸滿并欬不能食方段明府云極効
枇杷葉一握去毛炙檳榔三七顆大并皮子碎〇案原脫大至碎五字據幽寧本補生
薑汁二高良薑二兩蜜二合酥二合
右六味切以水二大升煮取一大升湯成後內酥蜜更
煮三五沸分溫三服每服如人行八九里久甚重者三
兩劑任意食之外臺卷十葉三十六至三十七

療上氣欬嗽喉逆不下食氣上方

橘皮 紫菀各三兩 人參 茯苓 柴胡 杏人去皮尖兩人者各二兩○案原脫兩至兩六字據巡寧本補

右六味切以水六升煮取二升分為三服患冷加生薑二兩患熱加麥門冬三兩去心不能食加白朮二兩厚朴二兩炙忌醋物桃李雀肉等外臺卷十葉三十九

必効方卷二

霍亂

理中散主霍亂及轉筋吐痢不止方

青木香六分 桂心八分 厚朴炙八分 甘草炙八分 白朮八分

乾薑炮十分 附子炮六分

右七味擣篩為散飲服兩錢匕如人行五六里不定更服一錢匕差止忌海藻菘菜生葱猪肉桃李雀肉等

又方

若熱霍亂○案宋本此字本无亂字則渴心煩欲得冷水喫則宜恣意飲冷水及土漿取足定止外臺卷六葉五上下

霍亂臍上築者腎氣動也先療氣理中湯去朮加桂凡方加朮者以內虛也加桂者恐作奔豚也理中湯方

人參三兩〇案京作二兩據宋本延寧本改　甘草炙三兩　白朮三兩　乾薑炮三兩

右四味切以水八升煮取三升去滓溫服一升日三夜一若臍上築者腎氣動也去朮加桂心四兩吐多者去朮加生薑三兩若下多者復用朮悸者加茯苓二兩若痛先時渴喜得水者〇案若下原脫痛字據宋本延寧本補　加朮合前成四兩半若腹中痛者加人參合前成四兩半若惡寒者加乾薑合前成四兩半若腹滿者去朮加附子一枚炮去皮破六片服湯後一食頃飲熱粥一升許微汗出勿

溫句發揭衣被也忌海藻菘菜桃李雀肉等外臺卷六葉六右方原出

仲景云又疏同

療霍亂水痢腹中雷鳴無不差烏梅黃連散方

烏梅肉三兩 黃連三兩 熟艾葉三兩 赤石脂二兩 當歸三兩 甘草三兩 附子二兩炮 阿膠三兩碎熬令黃然後末○案原脫碎至末七字熬作炒字據宋本改補

右八味擣篩為散有患者每服二方寸匕疑熱則飲下疑冷則酒下忌海藻菘菜豬肉冷水外臺卷六葉十上

療上吐下痢者名為濕霍亂方

黃牛屎半大升許取水一大升煮三兩沸和牛屎濾

取汁服半斤即止犁牛子尿亦佳無牛處常將乾者

相隨亦好用

回神丸主霍亂冷實不除及淡飲○案淡原作痰據宋本改百病

無所不主方

乾薑一兩 桂心一兩 附子一兩炮 巴豆六十枚去心皮熬研如脂○案原脫去至脂七字據宋本補 作六十枚數

本脫原本補改

右四味末之蜜和為丸如小豆大飲服二丸取快下不

下又服一丸忌生葱野猪肉蘆笋 外臺卷六第十五右二方第一方原出弟三卷中第二方原出弟四卷中今並併入本卷

霍亂渴方

糯米二升，擣取汁飲，訖則定。若不渴，不須。一方渴者

服之，并當飽。又云研糯米取白汁，恣意飲之，以差為

度。涇陽崔尉云奇効。偏主乾霍亂

療霍亂後渴，口乾腹痛不止者，厚朴桂心湯方

厚朴炙，四兩　桂心二兩

右二味切，以水四升，煮取一升二合，絞去滓，内分六合

細細飲之。服了如其渴欲得冷水，盡意飲之。長安傳少府常服。忌

生葱。外臺卷六、葉十六至十七，右二方第一方出第二卷中，末方出本卷

主霍亂脚轉筋入腹方

以手拗所患脚大母指，灸當脚心下急筋上七壯

又方

木瓜子根皮合煮湯服之 外臺卷六葉二十一下 集 右二方原作並出第三卷中檮 宋本熙寧本作雉 並出第二卷中檮段

若轉筋入腹中如轉者方 乃集驗腹如字擂擂 宋本熙寧本改

取雞屎白一方寸匕水六合煮三沸溫頓服勿令病者知 外臺卷六葉二十右方 原出肘後六 范汪同

嘔噦

療嘔噦方

取蘆根五兩切以水五升煮取三升頓服兼以童子小便一合不過三服則差 外臺卷六葉四十

圖經引范汪方以童子小便煮之服不過三 外臺卷 大觀本草卷十一 葉二十三下 蘆根

小麥湯主嘔吐不止方

小麥一升洗擣完用○案原脫擣完用三字據醫心方補 人參四兩 青竹茹二兩半

茯苓三兩 厚朴炙四兩 甘草炙一兩 生薑汁三合

右七味以水八升煮取三升分三服忌海藻菘菜酢物

○案原脫物字據醫心方補

凡服湯嘔逆不入腹者方

先單煮炙甘草三小兩以水三升煮取二升服之得吐但更服不吐益好消息定然後服餘湯則流利更不吐也忌海藻菘菜外臺卷六葉四十二

理中散主食後吐酸水食羹粥酪劑方

腹脹入此原稿包本 五卷廿三頁

乾薑二两 食茱萸二两

右二味作散酒服方寸匕日三温服勿冷服之當醋水

差 外臺卷六 葉五十七上

胃反

人参湯主胃逆不消食吐不止方

人参 澤瀉 桂心各二两 橘皮 甘草炙 黄耆各三两

茯苓四两 生薑八两 麥门冬二升去心 半夏一升製洗○案原脱洗字據以宋本

補 大黄一两半

右十一味切以水一斗二升煮取三升二合服八合日

三夜一服若羸人服六合已下去大黄忌海藻菘菜酢

[illegible]生葱羊肉餳

療胃反朝食夜吐夜食朝吐諸藥療不差方

羊肉去脂膜作脯以好蒜虀空腹任意多少食之立

見効驗

療胃吐水及吐食方

大黄四兩 甘草二兩炙

右二味切以水三升煮取一升去滓分溫再服如得可

則隔兩日更服一劑神驗千金不傳忌海藻菘菜出本[illegible]傳

呆[illegible]傷寒論方　外臺卷八

葉三十二至三十三上

療胃反方

昔在初年深患此疾每服食餅及羹粥等物須臾吐
出正觀中許奉御兄弟及柴蔣等家時稱名醫奉勅
令療罄竭口馬所患終不能療漸羸憊候絕朝夕忽
有一術士○案忽原作惣據嚴寅本改而云服驢小便極驗此日
服二合然後食唯吐一半晡時又服二合人定時食
粥吐便即定迄至今日午時奏知之大內中有五六
人患胃反同服用一時俱差此藥稍有毒服時不可
過多承取尿及熱服二合病若深七日以來服之良
後未療人並差外臺卷八葉三十一右方案出救急云必效同
治心下堅痛胃反寒病所作久變成脈癥方已上本方

真珠　雄黃　丹砂（以上研各一兩）　朴消（二兩）　乾薑（十累）

右五味搗篩蜜丸先食服如梧子二丸小頃者飲水則解之忌生血物（一方有桂心一兩○案已上據崔氏方錄外其卷八葉三十至三十一上）

噎

主噎方

擻捺大椎（○案此字本作大推）盡力則下仍令坐之

又方

以酥煮麵糊啖之則差此只可一兩日差欲兵久絕者取漫為丸如彈子酥中煮熟於水中浸却後熟則食二十九神驗不過三兩度則差大効

半夏湯主噎方

生薑四兩 半夏洗一升 石膏碎四兩 小麥完用一升 吳茱萸一升 赤小豆二十顆 大棗二十顆 人參 甘草炙 桔梗 桂心各二兩

右十一味切以酒二升水八升煮取三升分三服忌猪羊肉海藻菘菜餳生葱等

又方

杏人二兩去尖皮並兩人熬〇案原脱並至熬四字據幽齋本補 桂心二兩

右二味末之蜜和丸含之如棗核許稍稍嚥之臨食先含〻彌了極效〇案原脱彌字據幽齋本補 忌生葱外臺卷八葉四十六

療卒食噎不下方

取老牛涎沫如棗核大置水中飲之終身不有噎 外甚

卷八葉四十八右方
原出備急云必效同

魚骨哽

療魚骨哽方

含水獺骨立出

又方

魚網覆頭立下千金云燒灰服半匕 外甚卷八葉五十四

癖

療癖方

取東下李根皮湯浸其皮浸令與瓶麵

骨蒸

主骨蒸病小便方

取三歲童子小便五升煎取一大升以三匙蜜和爲兩服中間如人行二十里服此以後每自小便即取服之仍去前後取中央者病輕者二十日病重者五十日二十日以後當有虫蚰蜒兒其蟲在身當處出俱令人去五步十步聞病人小便臭者無不差台州丹仙觀張道士自服非常神驗 外臺卷十三葉十上下

療瘡癖氣壯熱兼欬久爲骨蒸驗方

柴胡四兩 茯苓 白术 枳實各三兩

右四味切以水七升煮取二升半分為三服積熱不歇

即加芒消六分取利熱除之後每三日服一劑差後每

月一劑肥白縱分永除忌桃李雀肉大醋 外臺卷十三 葉五十五の

水腫

療水腫方

皂莢一挺去皮子炙 烏餳五兩

右二味以酒二升煮取六沸絞去滓頓服之即須臾口須臾盌

當下即作小便二三升腫消忌一切肉及麵生冷鹹酸食

一周年

又方

漢三國六朝唐宋醫方 西本宣

取苦瓠一枚

右一味以水一石煮一炊久去滓煎汁令堪丸如胡豆一服二丸当小便下後作小豆羹飯慎勿飲水效外臺卷二十葉五至六

諸痢

療水穀痢方

小豆一升煮 蠟二兩熬

右三味和頓服之即愈○案大觀本草卷二十五葉四赤小豆條附方引外臺云治水穀痢小豆一合和蠟三兩頓服愈

又方

椶櫚皮燒灰

右一味研以水和服三方寸匕 外臺卷二十五葉三下至四上

白痢方

麻子汁

右一味以汁煮取粥空腹飽服極効

又方

黃連末

右一味以水和蜜服三七即愈 外臺卷二十五葉十四至十五

療赤痢方

香淡豉半大升○案原脫大字據熙寧本補 黃連一大兩○案原脫大字據熙寧本補

右二味以水一升半浸豉一日漉取汁碎黃連薄綿裹
豉汁中煎取強半升空腹頓服不止栗泉將尉云効甚 外
臺卷二十五 要二十二

療患熱血痢方
粳米一升 研
右一味研碎令米盡取汁可一大升於新磁瓶中盛取
油絹密閉頭繫內著井水中令至明飲之傳与人無不
差者 外臺卷二十五 要二十五上

主赤白痢方
黃連二兩 阿膠四片

右二味以好酒二大升合黄連煎十五沸漉出滓然後内膠令烊温分三服忌猪肉冷水 ○案原脱猪至水五字據幽本補 外臺卷二十五葉三十一上

療冷痢方

取莨菪子熬令黄色

右一味擣爲末和臘月猪脂更擣令熟爲丸綿裹如棗許大以内下部中 ○案原脱中字據幽本補 因痢出即更内之極者不過三度即差 外臺卷二十五葉三十二下

療積久痢成疳灌方

樗根一握淨洗刮白皮擣絞取汁三合取時勿令見風日 ○案原脱日字據幽本補 麻子

脂二合如車脂 燒酥 泔淀一合○案原作二合據醫心方本補 椒四分汗 豉二合
右五味，以水六升，取椒豉和煎，絞取汁二升，和樗汁麻
油泔淀等三味，分為兩分，用一分灌腸，一日更取餘者
復灌。其藥欲用時溫溫，即得。忌酒肉油麵雞猪魚醬，惟
食煮飯、葱白爛者、蕪菁芥等。五六十日外，鹿脯多少下
飯亦得，神効。○案原脱忌至効三十六字，據醫心方本補
療痢初較後，膿血或變純白，或成魚腦，五十日以上，或一
二年不差，變成痢，所下如泔淀方。
生羊肝一具
右一味，取大酢一升，以上者米麥並中年深者。○案者醫心方本

作唯佳取羊肝剝去上皮膜○案剝原作則據幽寄本改柳葉切朝旦

空腹取肝手拈取酢中出吞之覺心悶則止不悶還服

之一日之間能不食漸飯盡一具羊肝者大佳不然隆

飽吞已外料理以生肝以薑虀下飯如常法食之日食

一具肝不滿過二三具即永差後一月不得食熱麪油

膩猪魚雞肉等

療痢久不差羸瘦著牀欲死方

新出羊糞一升淨揀○案原脱淨揀三字據幽寄本補

右一味以水一升漬經宿明旦絞汁頓服之至日午如

得食煮飯○案原脱至至飯八字據幽寄本補極重者不過三服

療痢法：丈夫婦人小兒久痢，百方療不能差，此方最効。

丁香　麝香　黃連各等分

右三味，擣篩為散，以杏如核大，取竹筒吹入下部。小兒及孩子〇案及原作核，據醫心方本改量力減之，不過三四迴差。積年久痢，痢不差。裴光州云〇案裴原作蔡，據醫心方本改常用有効。

療久痢變成疳，下部竅生惡瘡，惡寒壯熱者方

桃白皮一升，切　槐白皮亦然〇案亦然原作一升，據醫心方本改　苦參五合，切

艾三月三日者，五合，熬〇案原脫三月三日至熬八字，據醫心方本補　大棗十枚，破〇案原脫破字，據醫心方本補

右五味，以水五升，煮取二升半，去滓，內熊膽棗許大，攪

令勻取二升灌下部餘三分服 外臺卷二十五葉三十四下至三十六上右五

方第一至第四四方原出第三卷中第五方未詳卷數今並係入本卷

療痢兼渴方

麥門冬三兩去心 烏梅二七枚碎○案原作二大枚據影宋本改補宋本作二七枚無碎字

右二味以水一大升半○案半原作者據宋本影宋本改煮取強半絞

去滓待冷細細咽之即定仍含之 外臺卷二十五葉四十四上

下血

治卒下血

小豆一升搗碎水二升絞汁飲之 大觀本草卷二十五葉四下右十

小豆條附方引

必効方卷三

癖

病癖方

取車下李人微湯退去皮及人者。案原无者字，據本草圖經補 與乾麪相拌。案拌[illegible]圖經[illegible]作拌[illegible] 擣之為餅。案擣圖經作搗 如擣乾和淡水如常溲麪作餅。案原无作餅二字，據圖經增 大小一如病人手掌。案大小原作人小，據證類本及圖經改 為二餅微炙使黃勻令至熟空肚食一枚。案肚圖經作腹 當快利如不利更食一枚或飲熱粥汁即利。案圖經无即利二字 以快利為度。案圖經无快字 至午後利不止。案利圖經作痢 即以醋飯止之利後當虛病未盡者量力一二日更進一服以病盡為限小兒亦以意量之不得食酪及牛馬肉等○案原无等字據圖經增無不效但病重者李人與麪相半輕者以意減之○案原无之字據圖經增病減之後服者亦任量力頻試差神驗効○案圖經作頻試神驗大觀本草卷十四葉十七郁李人條

又方

大黃十兩

右一味擣篩醋三升和煎調內白蜜兩匙煎堪丸如梧子一服三十丸以利為度小者減之

又方

牛黃三大豆許 麝香一當門子大 朱砂準麝香 生犀角小棗許別擣末

以上四味並研令極細湯成後內之

大黃一兩 鉤藤一兩 升麻一兩 甘草半兩炙 鼈甲半兩炙 丁香五十枚

右十味切以水三升先煮大黃等六味取強半升絞去滓內牛黃等四味和絞分為三服每服如人行十里久忌如藥法若利出如桃膠肉醬等物是病出之候特忌牛馬肉其藥及水並是大兩大升此藥分兩是十五以上人服若十歲以下斟量病減之忌莧菜海藻菘菜生血物等外臺卷十二第二至三上

癖

練中丸主癖虛熱兩脅下痛惡不能食四肢酸弱口乾唾

涕

稠粘眼澀頭時時痛并氣衝背髆虛腫大小便澀小腹痛

熱衝頭髮落耳鳴彌至健忘服十日許紀事如少時無禁

忌方

大黃一斤 朴消十四兩 芍藥八兩 桂心四兩

右四味擣篩蜜和為丸如梧子平旦酒服二十丸日再

稍加至三十丸以利為度能積服彌佳縱利不虛人神

良忌生葱

鱉甲丸主癖氣發動不能食心腹脹滿或時發熱方

鱉甲八分炙 白朮十分 枳實八分炙 芍藥六分 麥門冬八分去心 人

參八分 前胡六分 厚朴六分炙 [illegible]梨原脫 炙字據宋本以辛本補

右八味擣篩蜜和爲丸如梧子飲服二十丸漸漸加至
三十丸冷即酒服極効禁生物粉酪油膩等亦忌桃李
雀肉。案原脱生至忌九字又脱桃至肉四字據宋本與外臺卷十二葉十四至十五補 右青東出莧菜第一卷十

療腹滿癖堅如石積年不損者。案原无者字據圖經增方
取白楊木東南去蒼皮護風。案原脱護風二字據宋本與圖經補
細剉五升熬令黄酒五升淋訖即以絹袋盛還内
酒中密封再宿每服一合日三。案三原作二據圖經改 外臺卷十二
葉十七至十八大觀本草卷十四
葉四十八水楊條引圖經

諸風

療風入耳角弓反張及婦人風方

未〻卷中亦有
治風可互參倂
為一門

烏豆二升熬令聲絕酒三升內鐺中急攪以綃濾頓
服取汗不過三劑極重者和雞糞合熬若口不開者
灌之良 外甚卷十四 葉二十三
療熱風衝頂熱悶方
訶梨勒一枚大者 取芒硝三合 醋一升
右三味擣訶梨勒為細末并芒硝於醋中攪令消摩逆
熱處日一二度 外甚卷十五葉三十二 右方原出近効

腰痛
寄生散療腎虛腰痛方
桑寄生 鹿茸炙 杜仲

右三味各一分作散酒服方寸匕日三服

又方

鹿茸炙作散酒服方寸匕一味任多少為之外臺卷十七葉

二十二上

腎虛腰痛治之方

牡丹二分去心○案宋本作丹皮搗宋本此字本改 萆薢三分 白朮三分 桂心二分

蔥胡荽桃李雀肉等卅

療腰痛少氣陰弱寒冷小便清冷瀝滴陰下濕癢少腹急

無子息方

甘草十四分炙 續斷三分 麥門冬三分 署預三分 附子三分炮 乾薑

二分　棘刺四分

右七味擣篩酒服方寸匕日三忌猪肉冷水海藻菘菜

一方無乾薑　外臺卷十七葉二十一至二十二　右二方原出小品云必效同

療積年腰痛方

取一杖令病人端腰立杖以杖頭當臍中分以墨點訖迴杖於背取墨點處當脊量兩口吻折中分炙兩頭隨年壯妙　外臺卷十七葉二十六　右方无卷數

療腰腎病膿水方

牛膝六分　檳榔人七枚　防己六分　牽牛子八分熬

右四味擣篩為散空腹以酒下三錢匕以宣瀉即差如

利三五行即以醋飲止之慎生冷油膩蒜等物後以補

腎氣湯丸也 外台卷十七葉二十九右 方原无卷數

脚氣

療脚氣方

蒼耳子五升 赤小豆二升 塩一斤

右三味以水一石五斗煑取五六斗去滓別貯取受斗半鐺於前泥四面開一畔入火處鐺内著所煑汁用浸脚終令没踝鐺下微著炭火常令温〻 汁漸盡不没踝續〻添使没浸時仍於密房中牀前遮闌為垂脚恐風不能久坐之仰臥亦得連夜浸之弥佳浸經三

日外其飲食飲常若饑便食任食此一劑藥汁盡必差
不過用半汁即可覺漸可一日兩日食一頓生豬肉鱠
大精。案小島云大精蓋大良之義千金之此方甚良
大精示側子酒方後弥精亦弥良之意耳

又方

取上好椒未經蒸者取三大斗分爲兩袋袋以布作
長八寸椒須滿實勿使虛即以醋漿水三大斗鹽一
大升內在漿中即煮椒袋可經十餘沸即止其鐺釜
底仍微著火勿使冷又取冷醋漿一大升安貯盆中
即取前件袋一枚內於冷漿盆裏患人於床上坐垂
腳床下盆安地上將兩腳踏盆中椒袋上其椒袋冷

熱全可忍覺微袋冷次即換取釜中熱袋還准前盆
中以脚蹋之冷如還於舊釜中以大溫使熱更互用之
其床前可垂氈席到地勿使風吹脚如雨脚至膝以
來拳風不淫行頭項及回脚身体汗。拳汗恐作於據熙寧本改
服中如雷鳴氣下即休蹋椒袋得汗間覺心氣悶可
取冷飯噢二三口以鹿脯下勿食猪羊肉魚及臭穢
又不得食粳米如須和羹可以蘇和葱生薑合皮噢
麺餅蒜葱醬豉醋等並得食蹋袋得汗已後覺微利
勿怪之此是病狀通泄之候若不差隔日三日二迴
取舊湯袋依前法蹋之得汗還止覺服中後空能食

起即停如未覺損劣而後始以善為度白桑葉煮服之

亦可不相妨

又方

白椹桑葉切細取大斗一石以斗量縱剩亦非事集。原脫以至事八字據熙寧本補如無葉即取軟條還細剉取一石以清水一石五斗於一釜中和上件一石白桑椹葉即火煮使常沸其湯可有五斗許即漉却葉更煎可有二斗以來移於鐺中又煎取三升以下二升以上似稠餳即止每旦空腹服一匙至日晚又服一匙如喉不能下可和羹和粥和食能喫不喉口能服一七日以

案吴原作大
據外臺本改

上即覺四肢通暢下洩氣洩氣以後兩脚腫勿怪此
得藥力是病差候此法已經療五六十人以上異種
神効

又方

吴半夏三兩淨削去皮 生薑汁三升

右二味水五升煮取二升去滓空腹一服盡每日一劑
三劑必好禁羊肉餳此方梁公家出方始有本奇異神
効外臺卷十八葉十七至十九

又主脚氣數發通身滿妨氣急者方

取大麻子一升碎以小便二升煮取一升去滓頓服

之外臺卷十九葉五下

硇砂牛膝三物散。案碙原作硇據宋本熙寧本改下同

硇砂 牛膝 細辛各三兩

右藥爲散酒和服方寸匕日再經四五服即効此方勑賜慕容寳節將軍服者云神効蘇恭膝氣方云是婆羅門法外臺卷十九葉九右方原出張文仲

白楊皮酒主腳氣偏廢及主一切風緩風手足拘攣手並効方

取白楊東南面皮去地三尺以上去蒼皮勿令見風細切熬令黃赤色即止內不津器中以酒浸隨皮多

少每合酒浸皮三二寸乃以泥封冬月二七日春夏一七日開飲晝二夜一隨性多少有酒氣為度得春〇案原作脊據宋本改口為佳痛可者飲至一石若重者乃至兩石以差為度酒唯須不灰其白揭不得取丘塚者服每日一兩行甲鵰瘡利外臺卷十九葉四十上

腋臭

療腋臭方

好硇砂二兩〇案硇原作礀據此字本改 好白礬熬 蜜陀僧各三兩 酢酪二兩干去〇案原脫干去二字據此本補 胡粉二分 金屑八分 鉛錫 生銅屑各二分

痔

右八味並研令細酢一升新銅器中盛藥密封其口二七日看上青綠色鬱鬱然其藥即成還須研令極細至用時若乾更以好酢和藥以塗病處若有毛先拔去。案拔[redacted]畢[redacted]淨[redacted]本作振以石灰水淨洗拭使乾以布揩令微赤可作瘡一日一塗洗遠不過十日即得腹瘡差訖更取銅屑細研成粉塗[redacted]病處日五六即止病差後身不得帶麝香食胡荽

又方

取五月五日承露百草陰乾火燒為[redacted]灰用井華水和灰為團重火錬如燼灰色錬訖即以釅酢和為餅層

酢

如掌大小徑二寸以来即於兩腋下挟即易夾一時

身連頭並悶二日後若病不差後著藥微發亦不甚

臭還依法療之永斷

金錯屑塗法

金屑錯一銖銀錯屑一兩赤銅屑　香附子　胡粉　錢錯

屑各一兩　三年醋三升

右七味以羊酪一升於銅器中煮得二沸以塗用之

又方

三年醶醋二升碎銅一斤壚半合灰二合

右四味浸藥攪藥色青即塗腋下日三四塗三日小愈

一月全差

又方

大銅錢二七文 烏梅二七箇 鹽一升

右三味以五月五日水一升共置瓶子裹挂戶上百日畢可取用塗不得婦人爲塗藥食粘食蒜葵

又方

以酢五合內銅器中以錢十四文胡粉五銖置中泥頭七日後以粉十銖和之訖去腋下毛日再傅之合藥勿令人見祕之

又方

醶醋浸青木香置腋下夾之即愈

又方

錢三七文 胡粉三兩 馬藺草（麁莖）三兩 青木香二兩 大酢半升

右五味切先以醋漬錢五六日然後總漬諸藥一物煮五六沸置坩（○案原作堝，據四庫本改）中先以石灰汁洗病處拭乾訖塗之以差為度（外臺卷二十三葉五十三至五十五）

療胡臭漏腋有天生胡臭有為人所染臭者天生者難療為人所染者易差然須五年（○案五原作三，據四庫本改）三傳白礬散勿止并服五香丸乃可得差勿言一度傳藥即差止可傳藥時暫得一度差耳凡胡臭人通忌食芸薹（○案四庫本作基）五辛

療之欲身不羞胡臭方

辛夷　芎藭　細辛　杜蘅　藁本各二分○案原作三分據巡本改

右五味㕮咀以苦酒漬之一宿煎三日取汁傅之欲傅臨時○案原脫欲至時五字據巡本補　以羞為度外臺卷二十三葉五十右引集驗千金

諸淋

療淋方

取□子□□□燒灰□□錢匕□□外臺卷二十七葉[illegible]引集驗

療石淋方

白茅根四斤剉以水一斗五升煮取五升適冷暖飲之日三服外臺卷二十七葉[illegible]引集驗

○葉坑原作坑據與寧本改下同

必效方卷方

五痔

五痔脱肛方

以死蛇一枚指大者濕用掘地作坑右方原在第九卷中燒蛇取有孔板覆坑坐上蟲盡出外臺卷二十六葉七大觀本草卷二十二蛇蛻條葉十上同草出下有也字餘並同

療腸痔方

槐白皮作煎以導之外臺卷二十六葉九右方原出備急云必效同

熨痔法痔頭出或疼痛不可堪忍方

取枳實煻灰中煨之及熱熨病上盡七枚立定瘥即

熨之永除也○案右方本草附方引之方稾有異系於下

熨痔々頭出或痛不可忍

枳殼於煻灰中煨熱微熨尽七枚立定瘥即熨之

大觀本草卷十三枳殼條葉二十下附方

又方

以麝香當門子印成塩相和以手塗痔頭上若令人著亦佳其痛不可忍者不過兩度永差

又方

以野猪肉炙食十頓即差三方亦奇効

又方

取五月五日蒼耳子陰乾擣末和服三方寸匕日三

差乃止

又方

以二十年久鐵綻（日案綻原作線擂宋本、道藏本改）袋口燒作灰分

和水服

痔正發疼痛方

以蔥和鬚濃煮湯置盆中坐浸之須臾即當痛止

又方

以狸肉作羹食之或作脯食之不過三頓無不差

又方

以肥大者一顆剝去赤皮取水銀掌中以唾研令極

又方鹽塗者鍼上內下部中差

又方臥

以萹蓄根葉擣汁服一升一兩服差

又方

薑屑二兩小秤〇案原脫小秤二字據幽帝本補

右一味以水三大合煮之取一合去滓煖空腹服陽日

再服忌豬肉蒜等

又方

倚死竹色黑者取之折斷燒為灰篩和粥飲服之方

寸匕忌牛肉餘無所忌外臺卷二十六葉十二至十三

療痔及諸蟲方

石榴根東引根深者取一握

右一味勿令見風拭去土挫又取鹿脯四指大一片炙

兩畔令熟搥細擘○案細原作碎擣避寧本改以水三升煮取一升

適寒溫空腹頓服之其患痔盛發者服即定諸蟲無問

赤白並出差外臺卷二十六葉十九下

諸淋

療淋方

取牛耳中毛燒灰服半錢匕立愈外臺卷二十七葉五右方原出集驗

療五淋方

白茅根四斤剉之以水一斗五升煮取五升去滓分三四服

外臺卷二十七葉十上

大小便

療大便不通方

牛膠一條廣二寸長四寸 葱白一握

右二味用水二升和煮消盡去滓頓服之

又方

濕瓜蒂七枚○案濕瓜蒂宋本與寧本並作漢瓜蒂 綿裹內下部即愈

肘後方亦得外臺卷二十七葉二十三

葛氏療卒關格大小便不通支滿欲死二三日則殺人方

鹽以苦酒和塗臍中○案醫心方本无臍字 乾又易之外臺卷二十七葉二十七右方亦出備急云必效同

療小便不通或利[redacted]○案原脫或利二字據蠱事本補不得服滑藥急悶

欲絕方

鹽二升大鐺中熬以布帛裹○案帛原作綿據蠱事本改熨臍下

按之小便當漸通也外臺卷二十七葉三十一下

蠱毒

療蠱毒大神驗方

大戟 桃白皮東引者以火烘之 斑猫去足翅熬等分○案斑原作班據蠱事本改

右三味搗[redacted]篩為散以冷水服半方寸匕一服其毒即出

未出更一服蠱並出李饒州法云奇效若以酒中得則

以酒服若食中得以飲服之○案右方圖經引之文有異今並錄於下

主蠱毒用大戟桃白皮東引者以大火烘之斑猫去足翅熬三物等分擣篩為散以冷水服半方寸匕其毒即出不出更一服蠱並出此李饒州法云奇効若以酒中得則以酒服以食中得以飲服之（大觀本草卷二十三葉二十七桃核人條）

又方

胡荽根擣取汁半升和酒服之立下

又方

取木鑽桐思子二七枚擣碎為末煖水半盞和攪頓服之令盡即當欲吐抑之勿吐若耐不得即大張口吐之其毒即出出訖服稀粥勿食諸肉輕者但服七

校差無問年月深淺非常神効勿輕之

試蠱法

取銀匙若筯或釵含之經宿色黑即是不黑者非外甚

卷二十八葉二十四至二十五

主蠱毒神驗

以根絞汁半升和酒服之立下又治熱氣結滯經年

□書談新本草作滯

數發以半斤五月五日採陰乾水七升煮取一升半

去滓分服未差更服春夏葉秋及冬根莖並用亦可

預備之本觀本嘉祐本草卷二十七胡荽條葉十一證類本政和本草卷二十七葉六

療中蠱毒吐血或下血皆如爛肝方

巴豆一枚去心皮熬致粒三釜底墨二方寸匕

[redacted]便不通者右三味擣分作三丸飲下一

丸須臾當下蟲盡不下更服一丸外其卷二十八葉二十六右方原出肘後

云必効同

必効方卷四

辟鬼魅

辟鬼魅方

虎爪　赤朱　雄黃　鮮爪

右四味擣令碎以松脂融及煖和爲丸不然硬正朝旦及有狐鬼處焚之甚効以熏巫人即神去王三師云奇効忌生血物外臺卷十三葉四十四

陰瘡

療陰瘡濕如粟粒生瘡及濕癢方

以槐北面不見日處白皮一大握鹽三指一撮以水

療陰瘡及濕痒槐樹北面不見日處一大握水二升煮取一升洗之三五遍次後煖若洗遠恐衝風即以米粉粉之即効 大觀本草卷十二槐實條下附方

二大升煮取一升洗之日三五遍適寒溫用若洗遠

恐衝風即以米粉和塗之神効 〇案大觀本附方引之文異舉以下

療陰瘡有二種一者作臼 〇案原作白據宋本與本草改 膿出名曰陰蝕

瘡二者但赤作瘡名為熱瘡若是熱瘡用此方

取黃蘗黃芩各一兩切作湯洗之用黃蘗黃連末粉

之 〇案與本草元本之字 云神良

又方

以黃連和胡粉末敷之必効

又方

紫笄茶末一分 〇案笄宋本作笋 荷葉燒灰一斤

右二味為末以鹽漿水洗訖敷之三五度即愈

又方

取停水處乾卷地皮敷之神效 是長安郭承恩用之得效 外台卷二十六第三十四 五一三十五上

療隂生瘡膿出作臼方

高昌白礬一兩

右一味擣細研之鍊豬脂一合於瓷器中和攪作膏取

槐白皮切作湯洗瘡上拭令乾即取膏敷上及以楸葉

貼上不過三兩度永差外臺卷二十六葉三十三至三十四

主著硇砂方

取雞子一枚煮熟剥取肉更用生雞子二個傾取白

和熟研令細以帛累之○案帛原作綿據遐年本補立定李饒州云奇効

又方

甘草　黄蘗　白礬燒令汁盡

右三味。案三原作二，據宋本、醫家本改。為末，敷之。外臺卷二十六葉三十五下

金瘡

療被斫筋斷者續筋方

旋復根擣汁瀝瘡中，仍用滓封瘡上，即封裹之，十五日即斷筋便續矣，更不須開易。此方出蘇景仲家獠奴，用效。外臺卷二十九

療金瘡中風角弓反張者方

取杏人碎之，蒸令餾，擣絞取脂，服一小升許，兼以摩瘡上，即差。案大觀本草附方引之，文稍異，錄於左

治金瘡中風角弓反張，以杏人碎之，蒸令溜，絞取脂，服一小升，兼以瘡摩效。大觀本草卷二十三杏人條葉三十二上

又方

取蒜一大升破去心以無灰酒四升煮蒜令極爛並

滓服一大升以來須臾汗如雨出則差

療口噤不能語方

蔓菁子淨洗一升擣令細粘手撮爲炷以灸瘡上一

兩度熱徹即差兼服後方

療因瘡著風方

雞糞一合烏豆二升熬令淨二味相和於鐺中蒸令

焦黑及熱瀉出以酒二大升淋之與服隨多少令盡

取汗差如無汗更作服

療因瘡著風角弓反張方

取莨菪根可瘡大小截令平如無大者并縛數根稱瘡以為限猪脂一大合鹽末一雞子黃大和膏於火上溫之令膏鹽相得不用過熱熱即傷肉以炙得炷瘡上冷即易之為兩炷於塘煨中燒之更相用以差

止驗

又方

生雞子烏麻油○案油原作沙據寫本改 二味合煎稍稠待冷以封瘡上外臺卷二十九葉二十三至二十四上

傷折

續斷筋方

取旋復草根淨洗去土擣量瘡大小取多少薄之。案薄原作敷據外臺本改日一易之以差為度外臺卷二十九葉九右方原出救急

染瘡

療漆瘡方

取七葉草。案原作漆姑草據外臺本改擣汁二合和芒硝一分塗之若無芒硝即朴硝最妙炙非熨之効

又方

濃煮杉木汁洗之數數用即除小兒尤佳外臺卷二十九葉三十九至四十

療卒得漆瘡方

煮柳葉湯適寒溫洗之老柳皮尤妙□案原脫老字據以[illegible]本補

以雞子黃塗之乾即易

外臺卷二十九葉三十七 右方原出肘後云必效同

甲疽

療甲疽赤肉生甲邊上裹甲者方

取瓜州礬石燒令汁定末敷之濕即刮卻更著日數易即消散蒿宣城倬云効亦主雜瘡有蟲有黃水若得吳白礬石亦佳若無雞矢礬亦好

療甲疽瘡腫爛生腳指甲邊赤肉出時差時發者方

黃耆二兩 蔄茹三兩

右二味切以苦酒浸一宿以猪脂五合微火上煎取三合絞去滓以塗瘡上日三四兩度甚息肉即消散外臺卷二十九葉四十六

滅瘢

滅瘢方

禹餘粮　半夏

右二味等分末以雞子黄和之先以新布拭瘢上令赤以塗之勿令見風二十日滅矣十年瘢無不愈平復如故

療矢瘡及金瘡凡百瘡瘢能令高者平下者起方

微

雞屎白 鷹屎白各二合 辛夷人各四分 白附子 杜若各三
分 細辛各二分
右六味下篩以赤蜜少少和先以布揩瘢微破塗之日
二差後忌五辛小豆油膩及酢飲酒等若慎口味如大
小淺深無不差 本無杜若有桂心 外臺卷二十九葉五十六上下

惡瘡

療惡瘡方
熱毒腫以瓮近下鑽孔盛水令水射腫又以雞子清
封腫上熱即易之
又方

取莵蔚臭草搗汁服一雞子許滓封腫熱削易之甚良

又方

搗地松汁服之五日兩服乃差止

又方

大黃　石灰　赤小豆各等

右三味搗末以苦酢和塗之効 外臺卷三十葉二十六至二十七上

反花瘡

瘡反花瘡方

柳枝葉以水煎成膏如稠餳塗之良

又方

取馬齒草燒灰敷之頻貼差止

又方

塩灰敷之神驗 外臺卷三十二 葉二十九上

癬

療癬方

淳甲煎塗之愈好口脂亦得

又方

附子炮一枚 大莢皂炙一枚 九月九日茱萸四合

右三味爲散揩癬上令汁出敷之乾癬苦酒和塗之 外臺

婦人

療胞衣不出令胞爛牛膝湯方

牛膝四兩 滑石八兩 當歸三兩 通草六兩 葵子一升 瞿麥四兩

右六味切以水九升煮取三升分三服忌牛狗肉

又方

服蒲黄如棗大良

又方

生男吞小豆七枚生女吞二七枚

又方

生地黃汁一升若酒三合煖服之不能頓服再服之

又方

澤蘭葉三兩　滑石屑五兩　生麻油二合

右三味以水一升半煮澤蘭取七合去滓內滑石生麻油頓服之　外甚卷三十三葉七十一至七十二

療婦人妬乳癰瘡瘥愈五物雄黃蕳茹膏方

雄黃　白斂　雌黃　蕳茹一分並切　亂髮如雞子一枚

右以豬脂半斤合煎三沸去滓乃內亂髮髮盡藥成以塗瘡不過十日瘥　外甚卷三十四葉八右方无卷數

療婦人乳癰方

覺痛色未變時以飼猪米研汁飲之即差仍取猪槽

木厚如匙面火炙熱〻熨上

療婦人乳癰丹參膏方

丹參　白芷　芍藥各二兩

右三味㕮咀以苦酒淹經宿又取猪脂半斤微火上煎

之白芷黃膏成去滓以膏塗上甚良

療瘡上須貼膏方

黃耆八分　白芷　大黃各五分　當歸　續斷各四分　薤白二合

切　松脂十二分　薰陸香　蠟各十分　猪脂一升　生地黃汁七合

右十一味切內地黃汁中漬半日內猪脂中微火上煎

上

三十三下白芷色黄膏成布絞去滓剪帛如瘡大小塗帛貼瘡上日四五度易之終身無苦極効外臺卷三十四葉十一至十二右三方並无卷數

療産後腹痛方

羌活四兩切酒二升煮取一升分服○案右方大觀本艸引之方有異並采於下

治産後腹中絞刺疼痛

羌活二兩酒二升煎取一升去滓為二服大觀本草卷六羌活條五十二下

又方

兔頭炙令熱以熨產婦腹以刀絞痛者熨之立定

療痛不可忍方

取一苦瓠蘆未經開者亦覺痛即開○案原脫亦至即四字開下原有之字據延壽本補去子訖以沸醋酢投中蓋熱隨痛熨冷即換極甚効 外臺卷三十四第二十上 右三方无卷數

療婦人新產後赤白痢心腹刺痛方

薤白切一升 當歸二兩 酸石榴皮三兩 地榆根四兩 粳米一合 一本加厚朴一兩 阿膠 人參 甘草炙 黃連各一兩半

右十味切以水六升煮取二升分三服忌海藻菘菜蕪荑○案原脫海至荑六字依如常法三字據聚珍本改 外臺卷三十四第二十八下右方无卷數

療產後痢日五十行着方

取木裏蠹蟲糞鐺中炒之令黃急以水沃之稀稠得所服之差止 獨孤祭酒訥方 外臺卷三十四葉二十九下右方无卷數

療崩中方

丁香一百顆 好酒一大升

右二味煮取三兩沸去滓頓服

療婦人崩中無久近悉主之方

伏龍肝一斤先於盆中以水二斗研令碎澄清取一斗二升用煮諸藥 小薊根 寄生〇案多作桑寄生 生擣絞汁本改之 續斷 地榆 艾葉各三兩 阿膠 當歸 赤石脂研 厚朴炙各二兩 生薑五兩

右十味切，以伏龍肝水煮取三升，絞去滓，分三服。忌如常法。

外臺卷三十四葉四十九

上右方无卷數

療婦人帶下方

取兔皮燒令煙斷，爲末，酒服方寸匕，妙。外臺卷三十四葉五十三

右方无卷數

必効方卷五

心痛

療心痛方

當帰末酒服方寸匕頻服

又方

生油半合温服差（外臺卷七葉二至三）

療九種心痛一蟲心痛二注心痛三氣心痛四悸心痛五食心痛六飲心痛七冷心痛八熱心痛九去来心痛悉主之并療冷衝上氣落馬墮車附子丸方

附子一兩炮　巴豆人一兩去心皮熬　人參一兩

生狼毒一兩炙令極乾 食茱萸一兩 乾薑一兩

右六味擣末蜜和空腹服如梧子三丸一日一服弱者二丸卒中惡心痛口不能言連年積冷流注心胸痛者亦服之好好將息神効不傳。案原脫不傳二字據宋本、醫寧本補 忌野猪肉蘆筍 外臺卷七葉三至四右引千金

療蛸[redacted]於淤切作蛸非。案原脫於至非六字據宋本補醫寧本作蛸非餘同 心痛方

取鱓魚淡炙令熟與患人喫一二枚永差飽食佳

又方

熊胆如大豆和水服大効

茱萸丸方

吴茱萸一升 桂心二兩 當歸二兩

右三味擣篩蜜和丸如梧子酒服三十丸日再服漸加至四十丸以知為度忌生葱

丁香散方

丁香七枚 頭髮灰一棗許

右二味並末和酒服之

鸛骨檳榔湯方

鸛骨二兩小兒用一兩 大腹檳榔二七枚切碎皮子○案原脫大腹二字又脫切至子四字並據宋本改

右二味以豬肉汁六升煮檳榔取三升去滓內鸛骨末

右二味以豬肉汁六升煮檳榔取三升去滓内鶴蝨末

先夜不食明旦空腹頓服之須臾病下及吐水永差神

效七日禁生冷酢滑大處 高 ○案原脫滑至處四字據宋本補 外臺卷七葉七至八

心痛徹背背痛徹心烏頭赤石脂丸主之方

烏頭一分炮去皮 ○案原作二分據宋本改 附子一分炮去皮 赤石脂二分 乾

薑二分 蜀椒一分汗

右五味擣篩蜜和丸先食服如麻子大一服三丸少少

加之忌豬肉冷水 外臺卷七葉十一上 右方亦出千金云必効同

療卒心痛人參湯方

人參 桂心 梔子擘 ○案原脫擘字據宋本補 黃芩 甘草各一

兩炙

右五味切以水六升煮取二升分三服別須忌海藻菘菜生葱 外臺卷七葉十四至十五

療三十年心痛方

桃人七枚去皮尖兩人熬○案原脫兩人熬三字據宋本遐字本補

右一味研湯水合頓服酒服亦良 外臺卷七葉二十上

腹脹入第二卷中

青木香丸主氣滿腹脹不調不消食兼冷方

青木香六分 檳榔人六分○案原脫人字據宋本遐字本補 大黃十二分 芍藥五分 訶梨勒五分 枳實五分炙 桂心四分

右七味擣篩蜜和丸如梧子飲服十五丸右側〇案原脫左側二字據醫宋本補漸漸常加以利為度不限丸多少不利者乃至五十六十丸亦得韓同識頻服大效古今常用〇案韓王用十一字原在葱字下小字細注據宋本改忌生葱

療腹脹滿堅如石積年不損者方

取白楊東南枝去蒼皮護風細剉五升熬令黃酒五升淋訖則以絹袋盛滓還內酒中密封再宿每服一合日三外臺卷七葉三十二至三十三右二方原出第二卷

氣癭

主氣癭方

白頭翁半兩 昆布十分洗 海藻七分洗 通草七分 玄參 連翹各八分 桂心三分 白斂六分

右八味擣篩蜜丸如梧子五丸若冷用酒服禁蒜麵豬魚生菜 外臺卷二十三葉八上

諸瘻

療諸瘻方

先以泔清溫洗○案泔原作水據幽齋本改 以綿拭之取葵葉微火㶿熨之瘡引膿不過三二百葉○案本草作三二百葉 膿盡出即肉生忌○又本草主方下有等字 雜諸魚蒜房室○案原脫忌至室七字據幽齋本補 王丞類用大奇効

○案本草附方作水 ○案本草附方作菜

外臺卷二十三葉四十八 无王丞已下六字餘同

右方无卷數 太觀本草卷二十七葉冬葵子條葉二

必効方卷六

蛔蟲

療蛔蟲方

茀豆三升煮取濃汁麻子一大升研取汁一升以下然後取麻子汁半升。(按此宋本无麻子汁三字作彊汁半升彊疑薑之誤)和豆汁一升更煖令溫、、正發即炙羊肉脯令熟先含嚥汁三五嚥即服之須臾即吐出或利其蟲已消如帛。(按宋作綿攪此宋本改)練帶三二百條如未盡更服即永絕

鄭參軍云頻試無不差者一方服麻子汁効　外臺

卷二十六葉四十一

狐刺

主瘃剥痛如鳥啄者方（下集啄 寧本作叫）

生栝樓香豉二味等分搗之為餅數熨處乾即易之

効段家方（外臺卷二十九葉三十）

治瘃泉剥瘃痛杏人細研煮一兩沸以承熱以浸瘃處數數易之（大觀本草卷二十三杏核人 外臺 葉三十二附方）

丁瘡

療丁瘡方

取舊廁清竣取汁青竹[redacted]茹燒作灰

右二味研和清攪一百遍稀稠成膏剥瘡四邊令遍先以唾和麪圍瘡四面寫藥漸漸令滿其中仍三五度換

之晬時瘡即爛以針挑之拔去根即差止未出更著之

神効

又方

蜂窠七枚露者真緋手掌大寧本无掌字。叅照亂髮拳大

右三味各燒為灰作末酒一小盃和頓服之差止未差

更作之外臺卷三十葉二十一上

蟲傷

瘰虵咬方

五月五日前七日即齋不得食飲酒肉五辛仍先向

桑下覓莧葵先知處記之至五月五日中時先手摸

桑木陰一遍仍著上摸索之訖即以口囓取蒐葵嚼

使熟以唾塗手熟揩令遍五月七日潔齋如後七日

内亦不得洗手後有蚰蜒螫者以手摩囓之即差止

又方

燒桑刀麝香少許和刀上以烙囓處令皮破即差

又方

生蠶蛾陰乾為末傅囓處（案：傅原作敷，據宋本改）孔中數易之

其蛾有生子者妙

又方

麝香 雄黃 半夏 巴豆

右四味等分為末傅之◎案傅原作敷據宋本改

又方

先以唾塗咬處熟揉生大豆葉封之◎案揉宋本大作桑 外臺卷四十葉六右五方无卷數

療蜂螫方

擣青蒿封之亦可嚼用之

又方

近用薄荷挼貼之大効蜀中用驗 外臺卷四十葉十四上

療蜂螫人方

取人溺新者洗之差 外臺卷四十葉十三上

療蜈蚣螫人方

割雞冠取血塗之一差

又方

嚼大蒜若小蒜或桑白汁以塗之亦以麻履底土揩之（口案揩原作措據外臺卷四十葉十四右二宋本熙寧本改）良（方並出肘後云亦同）

療蠍咬人方

溫酒以漬之又擣豉作餅如錢大貼螫處以艾灸七壯

又方（口案又方二字原脫據宋本補並提行 又原書問被咬人云已下與七壯連屬）

問被咬人云是物遣報云蠍螫即語云沒所苦語訖

即私向一處斷一丸，還安舊，勿使其人知，迴更問差

未遣報云差訖，即痛止，神効 外臺卷四十葉十七至十八上

療蠍蟲螫人方

余分任遭此毒，手指痛苦不可忍，諸法療皆無効，有人見令以冷水漬指，亦漬手，即不痛，水微暖便痛，即以冷水漬，小暖即易之，餘處冷水浸故布以搨之，此实大驗 外臺卷四十葉十五至十六 古今录出集驗云必効同

療惡蚝已洪腫者并差方

取楝木根并皮切一升，以水三升和煎，取二升，適寒溫浸洗瘡，冷即易之，再三差

乾薑　水銀　猪脂（臘月者）

右三味擣令相得即置丸（案丸巡寧本作九）向槐中燒以竹筒

籠上熏所腫處未熏先破兩處然後熏即差

又方

取胡葱於煻火中煨令軟即出（案原缺即字以紙擂巡寧本補）

隔手挼令破以搨瘡上以痛定為度（李饒州多用神効○案原缺州

字小島氏按作夫字據巡寧本補　外臺卷四十葉

二十二至二十三右　三方並出第十六卷今入此卷）

療射工毒方

白雞屎白者二七枚以水湯和塗瘡上（外臺卷四十葉二十四右

方亦出備急云見效同）

療射工毒中人寒熱發瘡偏在一處有異於常方

取赤莧合莖葉搗絞取汁服一升日再三服外臺卷四十葉二十五下右方原出集驗云必效同

療沙蝨方

初著有赤點如米以鹽和麝香塗之差外臺卷四十葉三十四右方無卷數

獸傷

療狂犬咬方

梔子皮燒灰石硫黃末

右二味搗為末傅瘡口集傅本作敷據宋本改日一易

又方

取蚯蚓糞水和之以泥以封之上有有毛以毛盡即

差

又方

驢屎汁飲一升即差

又方

杏人切去尖 豆豉各一兩 韭根一握淨洗

右三味搗為餅可瘡大小厚一二分貼咬處大作艾炷

以灸餅上熱徹即差

又方

虎骨　石灰　傅

右二味以臘月猪脂和作餅子暴乾擣末以敷之○案傅原作敷據宋本改良外臺卷四十葉三十九至四十

療馬咬人及踏人作瘡毒腫熱痛方

取馬鞭梢三尺○案梢原作稍據宋本逗亭本改鼠矢二七枚○案矢原作屎據宋本逗亭本改燒末以猪膏和塗之立愈外臺卷四十葉四十至四十一右方原出千金云必効同

療卒狂言鬼語方
案其是六極指反甲下三拉知止外臺卷十五葉一右方附後文必効同
右方據幽本本詳

必効方未分卷

消渴

神方消渴人宜常服之

乾地黄八兩 署預四兩 茯苓三兩 山茱萸五兩 澤瀉四兩 牡丹皮三兩 附子炮三兩 桂心三兩

右藥擣篩蜜和丸如梧子大酒下十九少少加以知為度忌猪肉冷水蕪荑胡荽酢物生葱○案宋下宋本有與字 外臺卷十一葉三十一右方原出近効云必效同

療虛勞下焦虛冷不甚渴小便數黃耆建中湯方

黃耆三兩 桂心二兩 人參二兩 當歸二兩 芍藥三兩 生薑八兩 膠飴

八兩大棗三十枚

右八味切以水一斗煮七物。案物原作味據宋本延寧本改取三升去滓下飴烊銷分三服若失精加龍骨一兩白斂一兩忌生葱外臺卷十七葉五十九右方无卷數

眼

主眼風赤久赤。案原脫赤字據延寧本改胎赤方

銅鍉鑼一尺以下面者一枚著石鹽末如杏人許油脂半雞子許相和合鹽取柳枝如箸一握急束齊一頭用研油脂三日狀如墨取熟艾如雞卵大行準案卵疑作卵形似之譌劖地作小坑置几於下安艾著火合銅鍉鑼

於上其下仍令通氣火盡即滅蓋頭欲用時以綿纏
杖子頭點取藥著兩眥頭每夜著即卧蘇六方云頓
用甚効
療積年風赤眼方
取生油生猪脂胡粉各等分和研傅眼中二日内赤
揔除外臺卷二十一葉十二至十三右二方无卷數
療眼暴赤方
雞舌香二七枚原作二十枚據宋本延寧本改乾棗二七擘○案二七原作二十據宋本
延寧本改黃連二七枚碎○案二七原作二十據宋本延寧本改
右三味以水半大升○案大原脫大字據宋本延寧本補煎五六沸澄取

清點目中物著○案原脫物字據醫宗本補多著令人目明韋永傳之○案原作韋永傳三字在忌豬之肉下宋本作韋丞傳之據醫宗本改忌豬肉

目暴赤熱毒方

生蕤人一分擣成膏　吳黃連一分　雞子白一枚

右三味以綿裹二味內雞子白中漬一宿塗眼四五度厚則洗之外臺卷二十一葉十四上下右二方无卷數

車前草湯洗方○案車宋本作連

車前草切半升　乾藍五合　淡竹葉三兩

右三味切以水三升煮取二升綿濾去滓用上好鹽半刀圭內湯中攪令調取冷洄洄用洗眼一刀圭者準丸

↑如雨大豆大外臺卷二十一葉十六下
右方原出刪繁云必效同

洗眼湯去熱氣漠漠視物不見并翳方

秦皮 黃蘗皮 蕤人各三分 細辛二分 茺蔚子三分 黃連四分 古銅錢七文

右七味切以水二升煮取八合平旦洗目忌生菜

青葙子丸主眼風闇有花方

青葙子 槐子 覆盆子四分 案盆原作盤據遊宋本改 地膚子

菥蓂子 車前子各五分

右六味擣篩蜜和丸如梧子日服十五丸忌五辛豬雞牛羊肉魚蒜麵酢外臺卷二十一葉二十二
右二方元卷數

葶藶子散，主青盲，瞳子不壞者，治十得九方知（案與寧本主十得九方）

葶藶子六升，蒸之，看氣遍合甑下，以釜中熱湯淋之，即暴乾，如是三度，訖，擣篩，清酒服二方寸匕，漸至加三匕，陰雨日勿合散，壞盲日起，愈，神效甚良（外臺卷二十一葉二十四至二十五　右方无卷數）

療眼熱努肉及赤痒方

黃連一兩，碎　竹葉一兩，切

右二味，以水一升半，煎取半升，置銅器中，湯上煎，似稀餳，止，臥時點眼中，熱淚出即差，止（外臺卷二十一葉三十一　右方无卷數）

朱砂散，主人眼中有黑白花遂眼上下方

光明砂六分研 地骨皮白五分 車前子三分 龍腦香六分 決明子五分

右五味擣篩細研如粉，少少傅之。外其卷二十一葉三十八下右方无卷數

耳

療耳聾方

以好神明膏如棗核許〇案如棗作好擂血當本設內耳中，日一度頻著，以差。三五日以篦子挑耳中塞，或痒，取差。六

治蟲入耳中

又方

取杏人七枚，去皮，搥碎，為三分，以綿裹各於中著一裹鹽如

小豆許以器承於飯甑中蒸之候飯熟出一粟令患

捻之差爲度

又方

雞矢白半大升淨擇碎熬令黄色〇案原脱大字又脱淨擇碎三字據巡寧本補 烏豆一大升熬令爆聲絶〇案原脱大字據巡寧本補

右二味先取無灰酒二升及熱以沃中〇案中原作之據巡寧本改

良久濾去滓分溫服厚取汗其耳如鼓鞞勿訝

療耳聾神驗方

取純烏羊新濕糞和杏子脂石鹽末

右三味研滿耳孔中塞勿令風入乾即易之乃至七日

二七日耳内有聲漸大即以葦筒長二寸内耳孔裏四畔以麵塞勿令氣出以麵薄餅子裹筒頭以艾灸上從第一度灸三壯爲始耳内即有鳥塞乾膿出未間内裹滿疼痛即出之即差但有塞即須桃却還依前法乃至一日兩日差即停以後常用亂髮塞之甚驗外臺卷二十二葉五

至六右四方无卷數

耳聾有膿方

鯉魚腸一具切　酢三合

右二味合擣以布裹塞耳兩食頃當悶痛白蟲出更著新者蟲盡乃止取差無新者擇去蟲還可用良外臺卷二十二

鼻°

葉七上右 方无卷數

療鼻中清涕生塞肉方

細辛六分 附子炮五分 甘遂六分 通草五分 乾薑四分 吴茱萸三合

桂心四分

右七味擣篩末蜜丸如杏人綿裹塞鼻卧時著即涕出

日三避風以差為度或以帛裹頭甚妙良 外臺卷二十二葉二十右

方无卷數

療鼻塞多清涕方

細辛 蜀椒 乾薑 芎藭 吴茱萸 皂莢去皮尖

附子各三兩 猪膏一升三合

右八味切㕮咀以苦酒浸一宿以猪脂煎候附子色黄去滓膏成凝以綿裹少許導鼻中并摩頂 外臺卷二十二葉二十四

下右方无卷數

療鼻内熱氣生瘡有膿臭并有蟲方

礬石燒一兩 生地黄三兩 苦參一兩

右三味切以水八合煮取三合以綿霑之微微點鼻中日三五度差止 外臺卷二十二葉二十五至二十六右方无卷數

療牙疼方

取皂莢子擣末以綿裹如淨子大兩顆於酸醋中煮熱徹於牙疼處囓之冷即易日三五度以差爲度

又方

取桃李槐並白皮各等分以酒煮含之取定外臺卷二十二葉二十七上下　右二方無差數

療牙蟲痛方

防風　附子　蜀椒各二兩　莽草一兩炙

右四味搗篩為散溫清酒一盞和少許含勿嚥汁以酒漱口十年患亦差止

又方

獨頭蒜煨之乘熱截一頭以熨痛上轉易之亦主蟲蛀痛

礬石散療牙齒疼痛風齲齲羽切說文齲齒蠹也○案原脫齲至也九字據此字本補

蟲食斷根出齒已落者方

礬石燒令汁盡　藜蘆炙　防風　細辛　乾薑　白朮　椒汗　甘草炙　蛇床子　附子炮　八分

右十味擣篩為散以酒半升内散方寸匕攪調含之漱吐勿嚥之日三度差百日齒已落者還生無食時更以空酒漱去藥氣然後喫食

療牙齒疼肉宜露風疼動方

莨菪子擣末綿裹著痛上吐却汁勿嚥之良

又方

獨活七兩○集驗作斗十兩 生地骨白皮切三升 細辛一兩

楓柳皮一兩 甘草二兩炙

右五味切以水五升煮取一升細細含之勿咽冷即吐之

外臺卷二十二葉三十二裏 廿五 右五方无卷數

近貴勝共傳䘌齒方

細辛 當歸 甘草炙 蛇床子各一兩 青葙子三兩

右五味擣以綿裹如大豆著齒上日三勿嚥汁差止

䘌齒方韋給事處得之

每見月拜咒云月阿姑䘌齒蟲枯月阿姨䘌齒蟲死

以差即止 外臺卷二十二葉三十三至三十四 右二方无卷數

殺齒蟲方

雄黃末以棗膏和爲丸塞牙孔中以膏少許置齒燒鐵篦烙之令徹熱以差止 一方有附子一枚 外臺卷二十二葉三十七 右方无卷數

療風齒疼痛方

取屋間蜂窠一枚 吴椒七粒

右二味以水一升煎取半升含之或斷腫勿怪之 外臺卷二十二葉四十右 方无卷數

療牙風疼方

取棗樹下朽骨削之如疼牙齒許大於塘灰中煨燒

令熱於所痛處熨之冷即易之

牙齒痛并齒蝕方

以水煮露蜂房細辛各等分含之即差止

療牙疼及頭牙斷風腫口急不開面目虛腫皆䫌。都雷切 集驗

原作頤並脫都雷切三字據正本改補起者方

蒴藋五兩以水五升煮取四升去滓 蜀椒一兩 吳茱萸 獨活 烏賊

魚骨 桃膠各一兩 桂心半兩 酒一合

右八味切以水二升煮取八合投蒴藋汁及酒更煎取

一小升去滓含之就痛處日三以差止為度 外臺卷二十二葉四

十七上下 右三方无差數

口脣舌

口瘡方

黄芩 芍藥 羚羊角屑 黄蘗 大青 苦竹葉各二

兩 升麻三兩

右七味切以水七升煎取二升去滓内蜜二合攪含冷

吐以差止 外基卷二十二葉五十三右方无卷數

療舌忽然腫滿口方

以釜下煤和鹽等分以塗舌腫令遍瀝清水塗之取

差止 外基卷二十二葉六十三右方无卷數

發背

療發背及諸瘡久不差有効方

先以甘草湯洗瘡裛拭極乾○案原脫裛字據幽寧本補乃嚼胡麻傅上乾即易從旦至日西去胡麻乃取黃連末滑石末中半相和以傅瘡上數數易明日又依前傅胡麻及黃連等末更不須洗瘡不過六七日即差外臺卷二十四葉四十五右方原出崔氏云必効同

卒死

卒死或先有病痛或居常倒仆肘後作寢臥○案原脫肘至臥五字據幽寧本補奄忽而絶皆是中惡之類○案類原作頪據幽寧本改療方

取葱中央心○案原脫中央心三字據幽寧本補刺鼻令入七八寸○案

療尸厥方

剔左角髮方寸燒灰○案寸下原有七字灰原作末並據幽本删改以酒和○案原脫以字灌令入喉中字據幽本補

補立起外臺卷二十八第十七右方原出集驗云出范汪同又集驗方亦作肘後又方今據幽本改

七八寸原作數寸據幽本改無苦。○案無苦原作須字據幽本改補使目中血出

乃佳一云[redacted]耳中血出佳此扁鵲法同後云吹耳中葛

云○案云原作氏據幽本改吹鼻別為一法外臺卷二十八第五右方原出肘後

丸方

玉壺丸主萬病與麝香丸同劾方

雄黃研　朱砂研　巴豆去心皮熬　附子炮去皮　特生礜石燒半日研

藜蘆各三兩炙

右六味擣篩蜜和丸如小豆以飲服二丸得利病差小

兒黍粟一丸以意量之

青木香丸療一切氣腹脹滿心痛氣冷食不消方

青木香　檳榔人各六分　芍藥　枳實炙　訶梨勒皮各五分
○案蔡至作藥　桂心四分　大黄十二分
據幽寧本改
右七味擣篩蜜和丸如梧子飲下十五丸以意增減之
常令濡利甚効
五補七宣者麗正殿脩書學士李公所傳之○案原脫之字據幽寧本存
補公名子昭字雲卿趙郡人幼志道法以棲名山往來茅
嵩山經三十載云五補七宣丸方
人參　茯苓　地骨皮　乾地黄　牛膝各等分
右五味擣篩蜜和丸如梧子空腹以酒飲下三十丸稍
〻增至五十丸日再此是五補丸服至五日十日及半

月日覺氣擁即服七宣丸服經二三日覺氣散還服五
補丸若病候未退即稍稍增之常自審以取調適然須
五補及七宣丸並須合服之夫人所疾皆因風不宣散
即成擁滯熱風若氣不流行即成痃癖冷氣轉生衆病
皆因此由尋其本源都爲不閑將理覺虛則補覺風氣
擁即利利即腰背更虛且凡是利藥皆急服便透過未
能蕩滌諸病凡是補藥皆滯服未見効先覺風氣發動
明知宣補必藉兼行故其人授余二法名曰五補七宣
所以安五七魄鎮五藏堅骨髓養神明久服長生百病日
去髮黑行及奔馬

七宣丸方

大黃十五兩 枳實五兩 青木香 柴胡 訶黎勒皮各五兩

桃人六兩去尖皮熬 甘草四兩炙

右七味擣篩蜜和丸以梧子以酒服二十丸稍加至五十丸病在下空腹服病在上食後服之以宣利為度增減以意量之若風氣結聚宿食不消兼沙石皮毛在腹中服經七八日乃盡出下似牛涎魚腦等若病深痼則須半月或一月專服之不用五補丸若積年腰膝疼痛寒冷以水石脚氣衝心憤悶將死頭旋暗倒肩背重悶心腹脹滿胸膈閉塞風毒腫氣連及頭面及大小便或

䵟。䵳。

利澁脾胃氣不理不能飲食夜卧脚弱筋脉攣痛恍恍然眠寢不安等疾以飲服之盡善蓋藥功効不可盡説如前十數種病攻擊。（案原脱攻擊二字據敦煌本補）則須服七宣丸自外輕病不妨與五補丸兼服循環不輟補養無限不問男女老小並可服餌但須量氣力細察候之加減服若是初生孩子可與三丸五丸稍稍加之取通利其二方當須經久常服不限春秋冬夏朝夕行止勿間藥性。（案藥性本无䵟䵳字）甚善禁如常法外臺卷三十一葉二十五至二十七右四方无卷數

療䵟䵳令面白悅澤白附子散方

白附子 青木香 丁香各一兩 商陸根一兩 細辛三兩 酥

半兩羊脂三兩蜜陀僧一兩研金牙三兩

右九味以酒三升漬一宿煮取一升去滓內酥。案酥宋本匠字本作蘇煎一升膏成。案原脫成字據宋本匠字本補夜塗面上旦起溫水洗不得見大風日差外臺卷三十二葉十八右方无卷數

沐髮

沐髮方

取生柏葉細剉一斗煮取湯沐髮妙

又方

取杏人烏麻子二味擣以水投濾取汁並擣用甚妙

外臺卷三十二葉二十八右二方无卷數

染白髮方

揀細粒烏豆四升

右一味以醋漿水四斗煮取四升去却豆以好灰汁淨洗髮待乾以豆汁熱塗之以油帛裹之經宿開之待乾即以熊脂塗揩還以油帛裹即黑如漆一塗三年不變妙驗

又方

擣木槿葉以熱湯和汁洗之亦佳 外臺卷三十二葉三十九右二方元卷數

療頭一切風髮禿落更不生主頭中二十種病頭眩面中風以膏摩之方

蔄茹三兩半去皮 細辛 附子各二兩 桂心半兩

右四味擣篩以猪膏勿令中水去上膜及赤脉二十兩擣令脂銷盡藥成擣訖仍研恐其中有脂膜不盡以生布絞擦取以瓷器貯之先用桑柴灰汁洗髮令淨方云桑灰兩日洗待乾以藥摩須令入肉每日須摩如非十二月合則用生烏麻油和極効外臺卷三十二葉四十二 右方无卷數

禿瘡

主禿瘡方

以童子小便煖用洗之揩令血出取白鴿糞五合熬末和醶醋令調塗之即差

主秃方

取三月三月桃花開口者陰乾与桑椹等分擣末以猪脂和以灰汁洗然塗瘡○案然原作後據宋本醫心方本改差

又方

柳細枝一握取皮 水銀大如三豆○案三原作小據醫心方本改 鬼莢一握碎

右三味以醋煎如餳以塗之外臺卷三十二葉四十六至四十七右三方无卷數

小兒

鈎藤湯療小兒壯熱時氣驚悸并熱瘡出方

鈎藤 人參 蚱蟬炙 子芩各一兩 蛇蛻皮炙三寸 龍齒四分碎○案原脱碎字據宋本醫心方本補 防風 澤瀉各二分 石膏一兩碎

竹瀝三合

右十味切以水二升并竹瀝煮取七合細細服之以差

為度

茯神二分○案此藥原在釣藤下據宋本遡亦本移原无二分二字據遡宋本補　蚱蟬炙去足二分

龍骨碎○案原脫碎字據遡宋本補　杏人十二枚去皮尖碎○案原脫去至碎四字據遡宋本補

蚱蛻皮三寸炙末入　牛黃兩大豆許研○案此藥原在蚱蟬上據宋本改

右九味切以水二升煮取六合去滓下牛黃末分六服

消息服之令盡差外臺卷三十五葉二十五至二十六右二方无卷數

小兒夜啼方

以日未出時及日午時仰臥著於臍上撗文○案撗原作橫

據照寧本改屛氣以朱書作血字其夜即斷聲效外臺卷三十五

葉二十七上右方无卷數

主小兒乳霍亂方〇案原脫乳字據宋本照寧本補

取廁屋户簾燒灰研以飲服一錢匕

又方

訶棃勒一枚

右一味先煎沸湯研一半許與兒服之止再服神妙外臺

卷二十五葉三十八右二方无卷數

療小兒大便不通方

灸兩吻各一壯

又方

猪苓一兩

右一味以水少許煮雞矢白一錢匕與服立差

主小兒大小便不通妨悶方

白蜜一合

右一味以鐺中煎為丸○案原脫以鐺中三字據幽寧本補內下部中即通小便不通嚼生葱以綿裹少許內小便道中即通外甚

卷三十六葉十五 右三方无卷數

療小兒一歲以上二歲以下赤白痢久不差雞子餅方○案幽寧方雞子餅作[illegible]雞子餅

雞子二枚取白胡粉兩錢熬。案原脫熬字據照寧本補蠟一棗許。案原虫作一兩據照寧本改又蠟照寧本作臘

右三味於鐺中熬令消。案原脫於鐺中三字又令下原作蠟並據照寧本改補

雞子胡粉候成餅，平旦明空腹與喫，可三頓痢止。外臺卷三十六葉十六上 右方无卷數

療小兒久痢無問冷熱疳痢悉主之方

棗一枚去核勿令皮破內胡粉令滿

右二味。案原脫二味二字據照寧本補於炭火中燒令如炭，於瓷器中研之，以米飲和分服之，一歲以下分服之，不過三服。案服照寧本作顯差。王郎中處得之，此方傳用甚妙。外臺卷三十六葉二

十一右方无卷数

療小兒項上瘰癧方

以榆白皮爛擣如泥封之頻易外臺卷三十六葉三十三右方无卷数